I0412358

La Dieta Keto: Aprende A Utilizar La Dieta Cetogenica Para Perder Libras Y Tonificar Tu Cuerpo

by Jason M. Fields

Table of Contents

1. Descarga De Responsabilidad

Ninguna parte de esta publicación podrá ser reproducida o transmitida de manera parcial o total utilizando medios electrónicos o mecánicos incluyendo fotocopias, grabaciones o por cualquier sistema que sirva para guardar información y recuperarla o transmitirla por email sin el permiso escrito del autor.

Aunque se han hecho todos los intentos para verificar la información provista en esta publicación ni el autor ni el editor asumen cualquier responsabilidad por los errores, omisiones o interpretaciones contrarias a la materia tratada en este libro.

Este libro es vendido con el entendimiento de que ni el autor ni el editor están dando consejos médicos de ningún tipo ni este libro intenta reemplazar el consejo médico, ni diagnosticar, prescribir o tratar cualquier enfermedad o condición o herida. Antes de comenzar con una dieta o programa de ejercicio incluyendo *La Dieta Keto: Aprende A Utilizar La Dieta Cetogénica Para Perder Libras Y Tonificar Tu Cuerpo*, es extremadamente importante que recibas el permiso de un médico licenciado.

Este libro es únicamente para propósitos de entretenimiento. Los puntos de vista expresados son únicamente los del autor y no debería ser tomado como instrucción experta o comandos. El lector es el único responsable de sus acciones.

La adherencia a las leyes aplicables y las regulaciones incluyendo las internacionales, federales y estatales y locales que gobiernan las prácticas de negocios, publicidad y cualquier otro aspecto de realizar negocios en Estados Unidos de América, Canadá o cualquier otra jurisdicción es la única responsabilidad del comprador del libro y/o el lector.

Ni el autor ni el editor asumen cualquier responsabilidad por parte de quién compra el libro o de quien lee este material.

2. Introducción

Muchas gracias por descargar *La Dieta Keto: Aprende A Utilizar La Dieta Cetogénica Para Perder Libras Y Tonificar Tu Cuerpo*

Estás a punto de descubrir una de las maneras más efectivas para perder peso y mejorar tu salud sin pasar hambre y comiendo tocino y mantequilla. Sí, lo leíste bien:

Tocino y mantequilla.

Te interesa? Eso pensé. La dieta cetogénica (llamada Dieta Keto en este libro a partir de este momento) atiende las dos principales razones de por qué fallan las dietas: hambre y falta de motivación. Una persona que está tratando de perder peso pasará momentos muy difíciles si él o ella se encuentra hambriento o hambrienta todo el tiempo. Esta dieta se encargará de tú hambre y antes de que lo sepas estarás algo así como "Hambre? Cuál hambre?."

Todos sabemos que pasar hambre mientras haces dieta apesta pero, qué tiene que ver la motivación con que falle una dieta? Me alegra que hayas preguntado! Cómo te sentirías tú si hicieras todo de manera correcta y perdieras sólo media libra (un cuarto de kilo) por semana y al mismo tiempo supieras que te faltaba perder más de 60 libras? Exacto, te rendirías. Esta dieta se encarga de que esto no pase.

Las Dietas Keto no son mágicas pero sí que son una gran forma de alcanzar todas tus metas de salud y fitness sin sentirte miserable todo el tiempo. Este libro te proveerá con los conocimientos básicos de la Dieta Keto. También encontrarás varios links que te permitirán escoger y calcular y algunos otros links para foros con recetas para este tipo de dieta. La comunidad keto es extremadamente amable y te recibirán con brazos abiertos en los foros.

Alístate y prepara una taza de café ya que es hora de leer un poco.

3. La Dieta Keto - Qué Es Y Qué No Es

Lo Que Es

Una dieta cetogénica es una dieta baja en carbohidratos. Más específicamente esto es una dieta muy baja en carbohidratos, moderada en proteínas y alta en grasas y su propósito simplemente es alcanzar un estado llamado cetosis. Este es un proceso en el que tu cuerpo deja de utilizar carbohidratos como fuente de energía y en cambio utiliza cetonas (un subproducto de la metabolización de grasas) como su fuente principal de energía. Esta es una dieta ahorradora de músculo osea es una dieta que preservará tanta masa muscular como sea posible. Esta también es una dieta que hará desaparecer el hambre que ha saboteado tus intentos previos de pérdida de peso ya que las grasas te mantienen lleno por más tiempo.

Lo Que No Es

Esta no es una dieta alta en proteínas. Cuando comes demasiada proteína tu cuerpo convertirá ese exceso de proteína en glucosa a través de un proceso llamado gluconeogénesis. Si esto pasa tu cuerpo dejará de utilizar cetonas como fuente de energía. Utilizar proteína como tu principal fuente de energía es caro y no es tan sabroso como utilizar una dieta alta en grasas o alta en carbohidratos. Esta no es una dieta en la que puedas comer toda la comida que quieras y en cuanto más rápido te des cuenta de esto mucho mejor. Me enoja de manera extrema cuando gente en los foros en línea dicen que puedes comer toda la comida que quieras siempre y cuando comas de una lista de alimentos aprobados. No. Perdón, así no es cómo funciona esta dieta pero no te preocupes ya que comerás suficiente comida deliciosa para que esto no sea un problema

4. La Importancia De Contar Y Por Qué No Es Algo Que Deba Preocuparte

Por definición una dieta cetogénica que es aquélla donde al menos el 60% de tus calorías vienen de la grasa, 30-35% de proteína y el resto de los carbohidratos. Si no cuentas jamás sabrás cuánto de cada nutriente estás comiendo lo que te llevará a resultados lentos o inexistentes.

Si yo me pudiera librar de un pensamiento en la mayoría de personas hacen la dieta keto o cualquier otra dieta entonces me libraría del pensamiento que dice que contar calorías, carbohidratos, grasas y proteínas no importa. Nada podría estar más alejado de la verdad. Puede que esté perdiendo algunos de ustedes en este momento pero por favor sigue leyendo. Entender la razón de la necesidad de contar o por lo menos llevar un diario de lo que entra en tu boca resultará en una GRAN diferencia en lo que a tus metas de salud y fitness se refiere. Sigues conmigo? Excelente. Comencemos.

Imagina que tu cuerpo es una piscina llena de agua. Todos los días una cantidad de esta agua se evapora y debe ser rellenada con más agua. Si el agua que entra en la piscina excede la cantidad de agua que se evapora el agua será derramada. Este derrame no será desperdiciado por mucho tiempo porque la piscina crecerá para acomodar el exceso de agua. Lo mismo pasará en reversa. Si rellenas la piscina con menos agua que la cantidad de agua que se evapora la piscina disminuirá en tamaño para permanecer llena y no medio vacío. La piscina siempre permanecerá llena pero el tamaño de la piscina será determinado por la cantidad de agua que recibe.

Veras, si tu cuerpo es esa piscina entonces esa agua son las calorías que quemas y consumes. Si hablamos del tipo de fuente de las calorías entonces una caloría no es una caloría. Por ejemplo si te comes 100 calorías de una barra de chocolate no tendrá el mismo rol y efecto en tu cuerpo en tu cuerpo cómo lo tendrían 100 calorías de aguacate. Los azúcares cumplirán con su función y las grasas cumplirán con las de ellas pero si hablamos de tu peso corporal y las calorías que consumes entonces una caloría es una caloría osea que si comes más de lo que quemas aumentarás de peso. Esto es un hecho.

Por favor no estés triste. El hecho de que los números importan no tienen nada que ver con qué tan exitoso o exitosa seas con una dieta keto. Como he dicho antes esta es una dieta matahambre y la verdad es que la mayoría de las comidas que son aprobadas para la dieta keto son extremadamente deliciosas. Es precisamente el hecho de que esta dieta elimina tu hambre la razón por la cual escuchas, lees y a veces hasta puedes ver en vivo a las personas comer tanto como puedan y aún así perder peso y es porque es extremadamente difícil comer de más cuando no se tiene hambre.

Si no quieres contar no te preocupes porque yo ya he alistado varias herramientas que te ayudarán con esto y que contarán por ti. Lo hice porque recuerdo la primera vez que en realidad me puse a contar calorías y a planear mis comidas. Este será un gran punto de inicio. Importará si eres hombre o mujer? En absoluto, los links en la sección de "recursos" funcionan igual para ambos sexos

Nota: he notado que las mujeres responden mejor a un pequeño déficit calórico y entrenos cortos pero intensos como levantamiento de pesas, sprints o entrenamiento con kettlebells. Está claro que la intensidad de tus entrenos deberán reflejar tu nivel de fitness y nunca deberías hacer una actividad que resulte en una lesión segura o peor. Entrena duro pero se inteligente respecto a ello.

5. Ejercicio - Así Es, Debes Moverte

Me es ligeramente cómico cuando los auto proclamados expertos dicen que no necesitas hacer ejercicio. "Pierde XX libras sin entrenar" o "utiliza esta máquina que hace que tus músculos vibren y queda tonificado por siempre" Por favor gente! Hemos acaso llegado a tal nivel de haraganería que creemos a cualquiera que nos diga que no tenemos que trabajar para alcanzar nuestras metas? De verdad crees que puede ser una persona sana sin nunca levantarte del sillón? Por supuesto que no lo crees. Pasar sentado todo el día sentado o sentada no es sano para ninguna persona. No te preocupes, ejercitarse y pasar tres horas al día en el gimnasio no son lo mismo

Permíteme explicarte.

5.1. Las Cinco Mejores Razones Por Las Cuales Debes Ejercitarte

Huesos saludables, un metabolismo acelerado, vivir más tiempo, una abundancia de energía, etcétera. No hay forma de negar que existen muchas razones por las que deberías ejercitarte pero yo creo que estas son las 5 mejores razones de por qué entrenar debería estar entre tus principales prioridades

#1 Puedes Comer Más Comida

Uno de los mayores beneficios de estar entrenando constantemente es que tu metabolismo aumentará lo que nos lleva a una de los descubrimientos más grandes de la vida: un metabolismo acelerado significa que puedes comer más comida y aún así perder peso. Esta precisamente es la razón por la cual mencioné que las mujeres deberían enfocarse en entrenar más duro y enfocarse menos en comer menos calorías. No me malinterpretes, ejercitarse no quiere decir que puedes comer toda la comida que quieras pero si quiere decir que puedes comer más y algunas veces mucho más de tus comidas favoritas. Qué tanto aumenta tu metabolismo dependerá del tipo de entrenamiento que escojas hacer pero sin importar la actividad que elijas tu metabolismo será mucho más rápido que si decidieras no hacer nada.

#2 Un Notable Aumento De Energía

Uno de los beneficios de ser una persona activa es que tus pulmones y tu corazón reciben una cantidad aumentada de flujo sanguíneo lo que les lleva a ser mejores en distribuir el oxígeno a los tejidos. Esto quiere decir que te vuelves mucho más eficiente en cualquier cosa que requiera cualquier tipo de movimiento. Quieres un ejemplo no convencional? Okay. Toma a un fotógrafo de bodas. Esta es gente que tiene que estar parada y caminando sin detenerse por entre 6 y 12 horas por sesión mientras cargan 20 a 30 libras de equipo (entre 10 y 15 kilos). Yo conozco a varios de estos fotografos y los que deciden ser personas activas (con yoga, nadar, levantar pesas, etcétera) son los que pueden fotografiar bodas todos los fines de semana sin tener que tomarse días de descanso porque no aguantan la espalda o las piernas. Créeme cuando te digo que existe una diferencia muy perceptible entre tu vida antes de ejercitarte y tu vida después de hacerlo. En este libro tengo una pequeña sección dedicada al tipo de ejercicio que deberías tratar de practivr así que continúa leyendo pero para mientras pasemos a la razón número 3.

#3 Un Cuerpo Más Sano. Punto.

Desde que recibiste tu primera clase de educación física en el colegio has escuchado que entrenar es bueno para tu cuerpo. Era cierto entonces y es cierto ahora. Un aumento en el HDL (el buen colesterol)? Sip. Huesos, músculos y tendones más fuertes? Eso también. La habilidad para prevenir enfermedades del corazón? Otra vez, sí. Te das cuenta adónde voy con esto? Entrenar hace que pases de ser tú a ser Super Tú. Podrás salir con tu pareja y bailar sin cansarse, jugar con tus hijos como que fuera nada,o noi romperte la cadera cuando te caigas a los 80 años. Literalmente no existe una parte de tu vida que no será mejorada por tener un cuerpo más sano.

#4 Motivación Para Perder Más Peso

Hay un gran sentido de logro cuando te das cuenta que conforme vas perdiendo peso eres capaz de hacer cosas que antes no podías hacer. Esta es precisamente la motivación que las personas que hacen dieta necesitan (y es exactamente el tipo de motivación que las personas que hacen ejercicio y la dieta keto reciben) porque los resultados se vuelven casi palpables. Desde ponerte las calcetas sin tener que tomar un descanso para respirar hasta correr tu primer maratón, entrenar te mantendrá disciplinado y con una motivación elevada. Te pondrás metas que irán más allá de perder X cantidad de libras en X cantidad de tiempo porque cada semana te sorprenderás con las nuevas cosas que eres capaz de hacer y tratarás de alcanzar metas que lo reflejen..

#5 Mantendrás Tu Masa Muscular

Quieres saber qué le pasa a la gente que decide hacer dieta como la única manera de perder peso? Se convierten en una versión más pequeña de su aguado ser. "Acaso no es ese el punto? Disminuir las medidas?" No precisamente. Este ES un libro de pérdida de peso pero la grasa corporal es el único peso que deberías perder. Entonces, cómo pierdes grasa y mantienes tu masa muscular?

Adivinaste! Con ejercicio. Tu cuerpo es extremadamente eficiente y se deshará de tu músculo gasta-calorías si nota que ese músculo no es necesario. Tan ahorradora de músculos como la dieta cetogénica puede ser hay absolutamente 0 posibilidades de mantener tu masa muscular si únicamente haces dieta y no entrenas. Evidentemente algunas actividades son mejores para mantener masa muscular como por ejemplo el levantamiento de pesas pero cualquier actividad que te haga moverte un poco será mejor que no moverse en absoluto. Por favor ten esto en mente.

5.2. Actividades Recomendadas

Si yo fuera un dictador y pudiera hacer que vivieras tu vida como yo quisiera obligaría a que todos y cada uno de ustedes levantarán pesas de una u otra manera (calisténicos, entrenamiento con kettlebells, crossfit, entrenamiento de potencia, fisicoculturismo, etc) porque podrían mantener la mayor parte de su masa muscular pero entiendo que a algunos de ustedes simplemente no les gusta el entrenamiento con pesas sin importar qué así que aquí hay una lista diferentes formas de ejercicio que puede que te gusten:

1.   Levantamiento de pesas: Como dije antes podrás mantener la mayoría de tu masa muscular mejor que con cualquier otra actividad.

2.   Sprints: Además del levantamiento de pesas los sprints también tienen la habilidad de preservar la masa muscular y también se ha probado que aumentan tu metabolismo y mejoran tu salud cardiovascular.

3.   Natación: Una actividad reconocida por su habilidad para activar la mayoría de los músculos de tu cuerpo. Es también una de las formas de ejercicio más recomendada para las personas cuyas extremidades no se encuentran en condición de soportar el estrés causado por el exceso de peso.

4.   Correr: Además de mejorar tu salud cardiovascular y de quemar algunas calorías se ha demostrado que correr aumenta la densidad de los huesos de las piernas lo que quiere decir huesos más saludable conforme envejeces.

5.   Bailar: Una de las formas más olvidadas de ejercicio. La salsa o cualquier otra forma de baile es una manera divertida y a prueba de tontos para quemar calorías y es también una excelente forma de conocer más gente. Si no estás seguro de que hacer para mejorar tu salud cardiovascular te sugiero que pruebes esto. No te arrepentirás.

6.   Caminata: A veces comenzar con una forma de ejercicio menos intensa es la forma correcta de hacerlo y no hay nada menos intenso que caminar. Quemarás algunas calorías y proveerás a tu cerebro con un flujo constante de oxígeno.

7.   Artes marciales: No importa si escoges de boxeo, judo,karate, artes marciales mixtas o boxeo tailandés. Recuerda que estamos hablando de ejercicio y no de la mejor forma de ganar una pelea justa (son las artes marciales mixtas) y el entreno de artes marciales es una excelente herramienta para ponerse en forma.

8.   Yoga: Si crees que el yoga no es una excelente forma para ponerte en forma piénsalo otra vez. Si quieres pruebas te sugiero que vayas a YouTube y busquesvla historia de Arthur Boorman. Si eso no te inspira nada lo hará.

Antes de que digas que no tienes tiempo para hacer ninguna de estas formas de ejercicio o cualquier otra forma te suplico que por favor revises en que te estás gastando tu tiempo. Sí ves televisión dos horas al día entonces no tienes excusa. No te estoy juzgando sólo estoy siendo práctico. Ver televisión no te llevará a ningún lado pero entrenar sí.

Hazlo Con Propósito

En notado que más del 90 por ciento de las personas que se proponen una meta referente a la forma de ejercicio que han escogido se mantienen disciplinados. Cosas como "quiero correr mi primer 5k" llevan a "quiero correr mi próximo 5k en una menor cantidad de tiempo". Esto es grandioso porque significa que serás un individuo mucho más activo mucho tiempo después de haber alcanzado tu meta de pérdida de peso. Está claro qué "quiero correr mi primer 5k" fue sólo un ejemplo y tu meta dependerá en lo que decidas hacer.

Quiero mencionar que la razón por la cual este libro no tiene rutinas de ningún tipo es porque no sé quién eres y de lo que eres capaz. La lista de actividades sólo son algunas de mis formas favoritas de hacer ejercicio pero no necesitas limitarte a ella. También te sugiero que nunca tomes las fotos de un libro como una guía referente a cómo hacer un ejercicio específico. Por favor pídele ayuda a un profesional y obtén el Okay de tu doctor antes de comenzar.

6. Suplementos - Por Qué, Cuales Y En Que Cantidad

La suplementación siempre ha sido un tema de debate. Hay quienes dicen que los suplementos no son nada más que estafas placebo y están otros que ni siquiera se imaginan su día sin su dosis diaria de 36 píldoras. Como siempre la verdad yace en medio.

La principal razón por la cual yo recomiendo estos suplementos es porque somos humanos y cometemos errores. Algunos días se te olvidará (Sí cómo no, olvidará) comer los vegetales y algunas veces estás muy lleno o llena y no podrás comerte la cantidad requerida de carne, pescados o huevos del día. Razones como estas son exactamente el por qué los suplementos fueron inventados y son exactamente las razones por las cuales recomiendo los siguientes:

1.   Multivitamínicos: Muchas personas pretenden hacerte creer que los multivitamínicos no tiene ningún propósito, que podemos obtener todas las vitaminas que necesitamos de fuentes "naturales". "Come X o Y y estarás bien" bueno no, no exactamente. Existe una razón por la cual tantas comidas están fortificadas con vitaminas y minerales y es porque la comida que comemos hoy en día carece de esa fuerza nutricional qué necesitamos para vivir con un cuerpo óptimo y es aquí donde entran los multivitamínicos. Escoge una marca respetable y consume

una porción al día. Asegúrate de leer la etiqueta porque muchas veces una porción quiere decir 3 píldoras. No confundas porción con píldora.

2.   Aceite de pescado: nuestra dieta moderna actual es altamente deficiente en ácidos grasos esenciales Omega 3. Dos de estos ácidos grasos Omega 3 son el EPA y el DHA y no hay una mejor fuente de EPA/DHA que el aceite de pescado. Algunos de sus beneficios son: una respuesta antiinflamatoria en el cuerpo (algo que ayuda a recuperarte más rápido del ejercicio/dolor de las articulaciones), salud cardiovascular mejorada y una mejor función cerebral. Busca consumir 2-4g (gramos) de EPA/DHA cada día (6-9 cápsulas de 1000 miligramos). No sugiero que consumas las 9 cápsulas de una vez, en cambio yo tomaría una cantidad igual de cápsulas por comida. Por ejemplo: 3 con el desayuno, 3 con el almuerzo y 3 con la cena. Recuerda leer la etiqueta nutricional de tu suplemento de aceite de pescado y asegúrate escoger una marca con una alta concentración de EPA/DHA.

3.   Vitamina D: casi todos pueden beneficiarse con la suplementación de la vitamina D de una u otra manera. Se ha relacionado la suplementación de la vitamina D con la salud de los huesos, sistema inmune, sensación de bienestar y aumento de la cognición. Algunos estudios también han encontrado que la suplementación con la vitamina D ayuda en la pérdida de grasa en los individuos con niveles subóptimos de vitamina D. Pide a tu doctor que te haga un examen de deficiencia de vitamina D. 3000-

4000IUs al día deberían ser suficientes para la mayoría de personas para alcanzar niveles adecuados. Cuando compres este suplemento leer la etiqueta y asegúrate de que estás comprando vitamina D3 (colecalciferol).

Antes de comprar cualquier suplemento te sugiero que vayas a www.labdoor.com y que compares las marcas qué te llaman la atención con la competencia. Puede ser que tu producto escogido te dé menos ingredientes de lo que indica. También encontrarás sugerencias basadas en la pureza y relación precio/producto.

7. Comida - Una Lista De Alimentos Keto Aprobados

Esta solo es una guía. Sólo porque algo no aparece aquí no quiere decir que automáticamente se encuentra prohibido. Recuerda, la dieta keto es alta en grasa, moderada en proteína y baja en carbohidratos así que todos y cada uno de los alimentos que quepan dentro de estos criterios pueden y deben ser comidos. Otra cosa, sólo porque algo es alto en proteína (pechuga de pollo sin piel por ejemplo) no debe ser inmediatamente descartado ya que lo que importa es el consumo total de grasas, proteínas y carbohidratos en un día.

Proteína

1.   Pescado (grasoso de preferencia)
2.   Huevos enteros
3.   Lomo de cerdo
4.   Chuletas de cerdo
5.   Carne
6.   Venado
7.   Cabra
8.   Cordero
9.   Tocino
10. Pollo
11. Pavo

12.   Pato

Grasas

1.   Mantequilla
2.   Aceite de oliva
3.   Aceite de canola
4.   Aguacates
5.   Aceite de coco

Nueces

1.   Almendras
2.   Macadamia
3.   Nueces

Lácteos

1.   Crema de leche
2.   Queso crema
3.   Queso cottage
4.   Crema agria
5.   Crema
6.   Queso cheddar
7.   Queso mozzarella

Vegetales

1.   Espinaca
2.   Lechuga

3.	Col rizada

4.	Pepinos

5.	Chile pimiento

6.	Brócoli

Por favor date cuenta que el jamón y la salchicha no se encuentran en esta lista. No están prohibidos pero muchos embutidos contienen azúcar y dependerá de ti leer las etiquetas nutricionales para saber cuáles tienen azúcar y cuáles no. Recuerda mantener un diario de lo que comes y contar tus carbohidratos, grasas y proteínas.

8. Poniendolo Todo En Práctica

Un pequeño resumen de lo que has aprendido hasta ahora:

1. Una dieta Keto es una dieta alta en grasa, moderada en proteínas y baja en carbohidratos (30-50g por día)

2. Si no cuentas tus calorías y tus nutrientes no alcanzarás la cetosis y/o no perderás peso

3. Ejercitarse es vital y deberá ser parte de tu programa de salud y fitness.

4. Entre más simple tu dieta más fácil será de cumplir

Ahora todos ustedes ya están como "Grandioso! Ya sé que tengo que hacer pero cómo lo hago?"

Esto es cómo.

Poniendo todo en práctica

1. Visita este calculador (www.ruled.me/keto-calculator/) para medir tus necesidades nutricionales. Esto te dará un muy buen estimado de cuánto deberías estar comiendo.

2.   Visita www.myfitnesspal.com y utilizalo para llevar un récord de nutrientes y calorías. También te recomiendo que descargues la aplicación en tu celular para que puedas llevar un récord a lo largo del día. También puedes utilizar myfitnesspal para planear por adelantado y cocinar tus comidas semanales sabiendo exactamente qué es lo que contienen. Myfitnesspal no sólo te enseñará cuánto estás comiendo sino también te mostrará cuál es el porcentaje de grasas, carbohidratos y proteínas. Es una aplicación de gran ayuda.

3.   Ve al mercado o supermercado y compra comidas aprobadas solamente. Pronto te darás cuenta cuánto espacio los mercados y supermercados utilizan para vender comidas que son altas en carbohidratos y extremadamente procesadas.

4.   Decide qué tipo de entreno deseas hacer. Si nunca has entrenado o hecho ejercicio en tu vida entonces te sugiero que te inscribas en un gimnasio, compra un par de sesiones con entrenador personal y levanta algunas pesas. Los gimnasios no son intimidantes, hay muchas personas que van a los gimnasios para ponerse más en forma y saludables igual que tú.

5.   Disfruta los resultados de tu nuevo estilo de vida y experimenta con nuevas recetas y enfócate en alcanzar más metas.

9. Lecturas Recomendadas (Libros En Inglés)

The Ketogenic Cookbook: Nutritious Low-Carb, High-Fat Paleo Meals To Heal Your Body Por Jimmy Moore Y Maria Emmerich

Este libro de recetas es ampliamente considerado como uno de los mejores libros de recetas para la dieta keto. Anteriormente cuando yo pensaba en dietas keto pensaba en una dieta aburrida hasta que compré este recetario. Si te compras solamente uno de los libros que yo recomiendo entonces te sugiero que sea éste. Actualmente tiene una calificación de 4.8/5 en Amazon y es una calificación totalmente merecida.

Keto Clarity: Your Definitive Guide to the Benefits of a Low-Carb, High-Fat Diet by Eric Westman MD and Jimmy Moore

Otro libro co-escrito por Jimmy Moore. Aunque algunos de los capítulos se quedan un poco cortos en cuanto a información este libro provee lectura interesante respecto a las dietas keto y de lo que ellas tratan. No tienes que comprarlo pero es un buen e interesante libro para agregar a tu colección. Al momento de escribir esto este libro tiene 623 reseñas y una calificación de 4.6 de 5 en Amazon.

The Art and Science of Low Carbohydrate Performance by Stephen Phinney and Jeff Volek

Si eres un atleta este es el libro para ti. No hay nada más que decir. Actualmente tiene una muy merecida calificación de 4.6 de 5 en Amazon.

10. Recursos (En Inglés)

Nota: El contenido de estas páginas se encuentra en inglés. Si no sabes hablarlo/leerlo te sugiero utilizar google translate ya que, aunque no es perfect, traduce lo suficientemente bien como par utilizar todo el contenido.

Calculadoras

1.   Keto Calculator. Este es el calculador recomendado anteriormente. No se puede pedir más de un calculador y te ahorrará horas y horas de contrar números.

2.   IIFYM Calculator. IIFYM quiere decir "If It Fits Your Macros" o "Si Cabe Dentro De Tus Macros" (grasas, proteina y carbohidratos). Es otro muy buen calculador que he utilizado en el pasado. Tendrás que escoger la opción ***keto*** cuando te pregunte cómo quisieras distribuir los nutrientes.

Recetas

1.   /r/ketorecipes. Los foros son una excelente fuente de recetas y este subforo de Reddit es uno de los mejores. Siéntete libre de compartir tus recetas en este foro y de hacer algunas o varias preguntas respecto a cocinar y la dieta keto.

2.   Ruled.me Keto Recipes. Otro gran recurso por parte de ruled.me. Sus recetas son extremadamente deliciosas.

Primero trata con algunas de las recetas y luego trata con todas. Estarás feliz de haberlo hecho.

3.	WickedStuff.com. Muy buenas recetas keto.

Foros

1.	/r/ketogains. Otro gran subforo de Reddit, /r/ketogains se enfoca en aquellos individuos que quieren utilizar la dieta keto y conseguir un cuerpo más marcado y hacerce más fuertes levantando pesas pero siéntete libre de preguntar preguntas generales de la dieta keto.

2.	Keto - Bodybuilding.com Forums. Uno de los mejores foros de keto en internet. Las personas que lo utilizan son de gran ayuda y contestan las preguntas de manera rápida. Aunque es un foro de fisicoculturismo cualquiera y todas las formas de ejercicio son alentadas. Las sugerencias dietéticas que te hagan serán específicas a tu tipo de entreno.

3.	keto.boards.net. Un foro agradable para un poco de motivación y preguntas generales de la dieta keto.

4. 11. Muchas Gracias

Gracias por haber descargado este libro. Espero que la información contenida dentro de este libro te guíe hacia un estilo de vida más saludable y a un cuerpo más en forma.

Si te ha gustado este libro podrías ayudarme dejando una reseña? El feedback que dejes será de mucha ayuda para las nuevas y mejores versiones de este libro. Si activas la opción de **actualizaciones automáticas de libros** obtendrás las nuevas versiones automáticamente.

Muchas gracias y buena suerte.

www.ingramcontent.com/pod-product-compliance
Lightning Source LLC
Chambersburg PA
CBHW050527290526
45786CB00007B/2723